TRAITÉ

DE

MÉDECINE OPÉRATOIRE,

BANDAGES ET APPAREILS.

PARIS — IMPRIMERIE DE TERZUOLO,
RUE MADAME, N° 30.

TRAITÉ

DE

MÉDECINE OPÉRATOIRE,

BANDAGES ET APPAREILS,

AVEC

PLANCHES EXPLICATIVES INTERCALÉES DANS LE TEXTE.

PAR

LE D^R CH. SÉDILLOT,

Chirurgien-Major,
Professeur de Médecine opératoire à l'Hôpital militaire de perfectionnement (Val-de-Grâce),
Agrégé en exercice de la Faculté de Médecine de Paris,
Chevalier de la Légion-d'Honneur, de l'Ordre de Pologne *Virtuti Militari*, etc., etc.

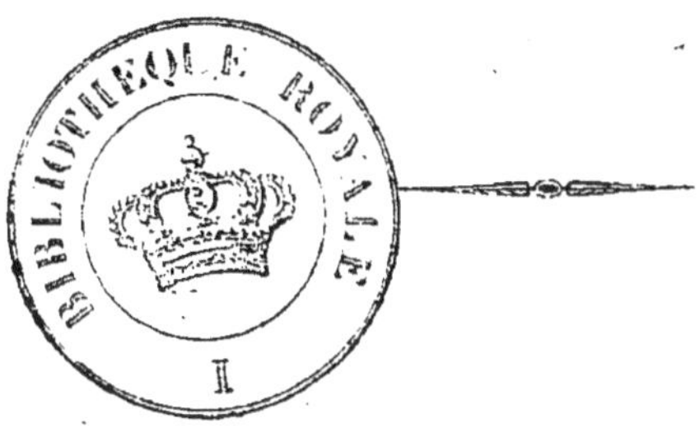

PARIS.

CROCHARD ET CIE, LIBRAIRES-ÉDITEURS,
PLACE DE L'ÉCOLE DE MÉDECINE, N° 13.

—

1839.

A

M. FAUCHÉ,

PHARMACIEN INSPECTEUR MEMBRE DU CONSEIL DE SANTÉ DES ARMÉES,

COMMANDEUR DE LA LÉGION-D'HONNEUR, ETC., ETC.

HOMMAGE

De respect et de reconnaissance.

CH. SÉDILLOT.

INTRODUCTION.

Les opérations chirurgicales constituent dans leur ensemble une science distincte, nommée par Sabatier *Médecine opératoire*, et liée par des rapports nombreux et intimes avec les autres branches de l'art de guérir. On ne saurait, en effet, considérer aujourd'hui une opération comme un acte isolé et purement mécanique, car celui qui la pratique doit connaître les causes qui la rendent nécessaire, les méthodes et les procédés qui en permettent et en règlent l'exécution, et les moyens thérapeutiques qui en assurent le succès.

Le chirurgien vraiment digne de ce titre doit donc posséder une réunion de mérites qui peuvent seuls le placer au premier rang de la profession.

Il faut qu'il soit fort, actif et adroit, fécond en ressources, persuasif, d'une fermeté inébranlable, exercé à résoudre les problèmes les plus difficiles de la séméiologie, car son diagnostic est souvent une question de vie ou de mort; familiarisé avec la marche des maladies, afin de ne pas pratiquer une opération que l'emploi de moyens de traitement plus rationnels eût fait éviter, et de n'en pas différer une autre, qu'une exécution plus prompte eût fait réussir ; également versé dans l'étude de l'anatomie normale et de l'anatomie pathologique, soit pour agir sur des tissus sains, soit pour se guider au milieu des altérations de forme, de volume, de consistance, de texture et de coloration, qui sont survenues. Il faut que sa mémoire lui rappelle tous les exemples et toutes les indications de la science dans un cas donné ; qu'il choisisse les méthodes et les procédés opératoires les plus convenables ; qu'il interroge l'état constitutionnel du malade ; qu'il sache les influences des saisons, des épidémies, des affections régnantes, des localités ; qu'il règle la disposition des aides, des appareils et de la lumière ; qu'il prévoie les accidents et soit prêt à y remédier ; et lorsque l'opération sera terminée, il devra joindre à la patience, à la douceur, à la dextérité nécessaires pour l'application des appareils, des bandages et des pansements, la sagacité médicale la plus exercée, pour deviner, prévenir et combattre les maladies intercurrentes, qui pourraient compromettre la guérison définitive, et qui sont d'autant plus redoutables que le blessé est plus affaibli, plus apte à les contracter, et qu'elles revêtent presque toujours alors une forme latente.

La science qui exige de ceux qui s'y adonnent d'aussi rares qualités, doit avoir accompli d'immenses progrès, et l'on peut dire à juste droit que ces progrès sont en grande partie l'ouvrage de la chirurgie française.

Les immortels travaux de l'ancienne Académie de Chirurgie, ceux de J.-L. Petit, Desault, Sabatier, Percy, Boyer, Dupuytren, etc., etc., ont jeté sur la médecine opératoire le plus vif éclat, et les noms des chirurgiens qui en sont de nos jours les représentants et les soutiens, tels que ceux de MM. Larrey, Richerand, Marjolin, Roux, Velpeau, Sanson, Gerdy, Lisfranc, Amusat, Civiale, Leroy-d'Etiolles, Bégin, Scoutetten, et de tant d'autres que nous pourrions citer et dont les recherches seront exposées dans cet ouvrage avec tout le soin que réclame leur importance, prouvent que jamais cette science n'a été mieux comprise ni plus habilement pratiquée.

Les causes qui ont contribué à placer la médecine opératoire au premier rang de l'art sont assez nombreuses, et il n'est pas sans intérêt de les passer en revue, parce que la plupart d'entre elles ont conservé leur influence ; elles nous conduiront à montrer quelles sont pour un chirurgien les meilleures sources d'instruction et d'expérience et quels enseignements doit renfermer un Traité d'opérations.

La chirurgie ne pouvait acquérir une grande valeur à une époque où les sciences exactes n'étaient ni comprises ni estimées et ne rencontraient qu'incrédulité et persécutions ; mais lorsqu'il fut prouvé que l'esprit humain avait l'autorité nécessaire pour étudier et découvrir les lois qui régissent le monde, lois régulières et constantes, qui s'appliquent à tous les corps de la nature, quelle que soit leur manifestation organique ou inorganique, on fit justice des subtilités auxquelles on avait trop long-temps accordé une stérile importance, et la chirurgie, dont les indications, les procédés et les résultats sont soumis à des règles fixes et en quelque sorte mathématiques, se trouva dans les conditions les plus avantageuses pour avancer rapidement sur le terrain des faits, où elle s'était toujours tenue et développée. Elle était à son tour favorisée par l'assentiment public, libre d'entraves, déjà riche de l'expérience de l'antiquité, qu'elle

n'avait pas méconnue, et animée d'une ardeur extraordinaire
pour toutes les recherches tendant au perfectionnement de
l'art. Aussi peut-on considérer l'esprit philosophique du dix-
septième et du dix-huitième siècle comme la cause la plus
efficace des progrès de la chirurgie, car ce fut lui qui l'é-
mancipa pour ainsi dire, et lui ouvrit la carrière qu'elle allait
si brillamment parcourir.

Les circonstances, dit Briot, qui contribuent le plus
à la destruction des hommes, sont aussi celles qui font découvrir et développent le plus de moyens propres à leur
conservation. (*Histoire de l'état et des progrès de la Chirurgie militaire en France.*) Cette remarque est surtout
applicable aux guerres qui, en sauvant la France et la com-
blant de gloire, lui ont coûté cependant plus d'un million
d'hommes, car la chirurgie militaire a décidé en dernier ressort
une foule de questions que la pratique civile était inhabile à
résoudre, et des milliers de blessés, secourus et sauvés par
elle, lui offrirent des enseignements multipliés, et lui in-
spirèrent de nouveaux moyens de salut. Les avantages long-
temps contestés des amputations immédiates étaient mis hors
de doute ; on fixait avec précision les indications de ces gra-
ves opérations ; le traitement des plaies de la poitrine, de
l'abdomen et des autres régions du corps était porté à une
haute perfection ; Percy posait les règles de l'extraction des
projectiles mus par la poudre à canon ; M. Larrey faisait
connaître des procédés d'amputation sanctionnés par le succès et qui sont restés des modèles ; une foule d'opérations
neuves et dont on n'eût pas soupçonné *à priori* la possibilité,
telles que l'ablation du bras avec une partie ou la totalité du
scapulum et de la clavicule, reculaient les limites de l'art ;
l'usage des appareils inamovibles, des pansements tardive-

ment renouvelés, offrait des ressources inespérées ; et si l'on pense au nombre des blessés, dont vingt mille ont quelquefois couvert un même champ de bataille, on comprendra toute la valeur de ces perfectionnements, dont les avantages se multiplient par la masse de ceux auxquels ils profitent.

La fondation des hôpitaux a également imprimé la plus vive impulsion aux travaux des chirurgiens, en réunissant sous leurs yeux tous les exemples des lésions aiguës, et principalement des affections chroniques dont le traitement exige l'emploi de méthodes et de procédés opératoires. Les anévrismes, les hernies, les anus contre nature, les diverses formes du cancer, la taille, les caries articulaires, les nécroses, etc., etc., devinrent pour la médecine opératoire des causes journalières d'inventions et d'améliorations utiles, et nous verrons que c'est dans les hôpitaux que la plupart des opérations ont pris naissance, et se sont souvent perfectionnées, car c'est là que l'art a le plus de publicité et de retentissement ; l'Hôtel-Dieu et la Charité à Paris ont été des écoles d'enseignement dont le nom jouit encore d'une célébrité populaire.

L'anatomie normale est tellement indispensable à la médecine opératoire, qu'on ne saurait trop répéter que sans son secours, il n'y a pas de chirurgie possible, mais seulement de la mécanique et de l'empirisme. Tous les vrais chirurgiens sont nécessairement des anatomistes exercés, et telle est la cause de la supériorité que présente la pratique des opérations à la Faculté de Médecine de Paris, de tous temps renommée pour ses tendances positives et anatomiques. C'est dans l'enceinte de cette École que l'anatomie chirurgicale, à peine révélée par quelques essais partiels, fut définitivement fondée par Béclard, et bientôt après présentée dans ses rapports, ses indications et ses développements par MM. Blandin et Velpeau, qui joignirent aux leçons de Béclard d'importantes considérations déjà signalées par Desault, Boyer, Dupuytren, MM. Roux, Marjolin, J. Cloquet, etc., etc., et les enrichirent des résultats de leurs propres travaux.

L'étude de l'anatomie pathologique, complétant l'anatomie normale et l'anatomie chirurgicale, vint encore ajouter à la certitude et aux ressources de la médecine opératoire, et les méthodes de réduction des luxations et des fractures, les procédés de la plupart des amputations dans la contiguité des membres, les ligatures d'artères, les résections osseuses, l'ablation isolée de la lame antérieure du maxillaire inférieur, la conservation des corps caverneux préservés de la dégénérescence cancéreuse par leur enveloppe fibreuse, etc., sont autant de preuves des immenses secours que cette science emprunte chaque jour à l'anatomie pathologique.

La pratique des opérations sur le cadavre, devenue d'un usage général, a aussi doté l'art de procédés nombreux, appliqués plus tard avec succès au traitement de l'homme vivant. Nous nous bornerons à indiquer ici cette source de progrès, qui diffère peu des indications anatomiques ; nous nous en occuperons plus longuement comme moyen d'étude et d'exercice.

Enfin les expériences directes tentées sur les animaux ont également servi la médecine opératoire : la torsion des artères, les sutures intestinales, la dissolution de la pierre dans la vessie, la ligature de l'aorte, ont d'abord été pratiquées sur les animaux, et de pareilles expériences seront toujours une source d'utiles inductions, lorsqu'on saura en bien apprécier les analogies.

Telles sont les principales causes des progrès de la médecine opératoire, et cette science, chaque jour enrichie de nouvelles découvertes par le génie des chirurgiens, est devenue si vaste, et d'une si grande importance pratique, qu'on a dû y consacrer des ouvrages spéciaux, dont un des premiers fut celui de Dionis, continué plus tard par les notes qu'y ajouta Lafaye. Sabatier publia en 1796 son Traité d'opérations, qu'il présenta sous le titre de Médecine opératoire, et qui restera un modèle de profonde érudition, de critique sévère et d'exactitude descriptive ; mais ce savant ouvrage, accueilli avec la faveur dont il était digne, fut bientôt en arrière de la science, et MM. Sanson et Bégin méritèrent bien de la chirurgie en donnant une nouvelle édition du Traité de Sabatier, auquel ils ajoutèrent tout un volume de prolégomènes, une exposition anatomico-pathologique des parties sur lesquelles les opérations doivent être pratiquées, l'indication de procédés nouveaux, et l'appréciation des méthodes et des procédés relatifs à chaque opération.

Ce travail, digne du talent et de la réputation de ses auteurs, sera toujours consulté avec le plus grand fruit, par ceux qui voudront connaître les tendances et la valeur de l'école formée en quelque sorte par Dupuytren, car on y trouve exposées avec un soin remarquable les idées et les modifications que ce célèbre chirurgien introduisit dans la pratique.

Mais cet ouvrage, quel qu'en fût le mérite, a été l'objet de justes critiques ; la classification adoptée par Sabatier, ayant pour base la nature des maladies, a conduit à placer dans des chapitres particuliers chacune des lésions d'un même organe, de sorte que pour étudier, par exemple, les affections de l'appareil oculaire, il faut parcourir les quatre gros volumes qui forment la nouvelle édition, et interroger successivement l'histoire des fistules, des hydropisies, des tumeurs, du cancer, des hernies, des corps étrangers, etc., etc., ce qui rend les recherches aussi longues que pénibles.

On ne peut dire en outre que ce soit un livre purement consacré à la Médecine opératoire, car il renferme une partie de la pathologie, et on y rencontre des articles où l'on traite des brûlures, des plaies et des fractures du crâne, des ruptures des os et des tendons, etc., etc., et l'étude de la nature, de la marche, des causes, des signes et du pronostic des maladies y occupe une très-grande place.

De plus, il était impossible que les additions des continuateurs de Sabatier ne présentassent pas un caractère de partialité tranchée, en faveur des travaux de Dupuytren, sous les yeux duquel elles étaient rédigées, et l'on y chercherait en vain la description de plusieurs procédés importants qui y ont été volontairement omis.

C'est dans ces circonstances que M. Velpeau, désespérant, comme il en a fait la remarque, de voir jamais paraître ni le traité d'opérations que promettait M. Roux depuis 1813, ni celui qu'avait annoncé plus tard M. Lisfranc, se décida à publier ses Nouveaux Éléments de Médecine opératoire. Cet ouvrage, d'une incontestable supériorité par les immenses recherches qu'il renferme, la multitude des procédés qu'il a tirés de l'oubli, et l'importance des questions qu'il a soulevées, devait imprimer une nouvelle impulsion à la science, en en signalant avec impartialité toutes les richesses et les ressources ; et un atlas représentant les temps les plus compliqués des opérations, les indications anatomiques les plus nécessaires et les instruments dont la description eût été trop minutieuse, facilita l'intelligence du texte et la pratique des manœuvres opératoires.

Toutefois, comme il n'est pas dans la nature des choses que tous les avantages puissent se trouver réunis, ceux du livre de M. Velpeau, en le rendant précieux pour les progrès de l'art, devaient lui ôter peut-être un peu de l'autorité que réclament les ouvrages dydactiques, et l'on comprendra que l'esprit de ceux qui ne sont pas complètement familiarisés avec la science, se trouble et hésite en présence de la masse des noms et des faits entre lesquels il faut se reconnaître et se décider.

L'enseignement doit commencer par être dogmatique, car jugement et ignorance sont des conditions incompatibles, et lorsqu'on en réfère à celui de ses lecteurs, c'est qu'on les suppose instruits, rapport qui n'existe pas habituellement du maître aux élèves; le praticien lui-même demande qu'on lui montre les meilleurs exemples à suivre, et n'accorde qu'un coup d'œil inattentif aux procédés plus ou moins ingénieux dont la valeur d'application est contestable, de sorte qu'il est à peu près impossible en chirurgie de s'adresser avec le même succès au savant, au praticien et à l'élève ; le premier n'apprécie que les découvertes nouvelles, et les travaux qui y ont trait ; le second s'arrête aux procédés sûrs et applicables, et le troisième réclame des doctrines toutes faites, et des préceptes clairs, précis, faciles, qu'il n'ait qu'à retenir et à adopter.

Deux manuels de médecine opératoire ont été publiés. Dans l'un, M. Coster s'est particulièrement occupé de réunir et de faire connaître les procédés de M. Lisfranc; dans l'autre, M. Malgaigne a présenté un résumé plus complet des indications et des règles des opérations, tâche qu'avait beaucoup facilitée l'impression du livre de M. Velpeau.

Tels sont, avec les magnifiques planches de MM. Bourgery et Jacob, les ouvrages spéciaux consacrés à la médecine opératoire, qu'un grand nombre d'auteurs ont comprise dans l'étude de la pathologie externe, dont elle est la conséquence et comme la dernière expression. Nous citerons la Nosographie chirurgicale de M. Richerand, le Traité des Maladies chirurgicales de Boyer, les Nouveaux Éléments de Chirurgie de M. Bégin, le Traité de Pathologie externe de M. Vidal (de Cassis). Mais ces ouvrages méthodiques, et d'une haute importance comme généralisation des connaissances chirurgicales, sont très-volumineux, peu portatifs, et manquent d'une foule de détails qui ne sont convenables et possibles que dans des travaux plus limités, et par cela même plus complets dans leur spécialité ; leur but, en effet, est de conserver l'ensemble de l'art, d'en maintenir réunies les diverses branches, en en montrant les liens réciproques, et leur principal mérite est de résumer d'une manière succincte les progrès accomplis, en évitant d'aborder la discussion des faits et des questions en litige qu'ils ne sauraient comporter.

Quel que soit le mérite de la plupart des œuvres que nous venons d'indiquer, j'ai cru possible d'apporter encore, à un traité de médecine opératoire, plusieurs modifications également favorables à l'étude et à la pratique de cette science, et tel est l'objet de celui que je publie.

On sait combien il est embarrassant et difficile de suivre sur les planches d'un atlas la lecture d'un texte ; à chaque instant on est forcé de passer de l'un à l'autre, et de multiplier les interruptions, pour donner une égale attention aux descriptions de l'auteur et aux dessins qui les représentent, et cette espèce d'exercice devient en général si fatigant par l'attention soutenue et la perte de temps qu'il exige, que l'on préfère presque toujours étudier l'ouvrage séparément, et que